Yoga Pour les débutants et les anciens

Du Débutant au Maître Plus de 100 Postures pour Transformer votre Posture, Équilibre, Force et Flexibilité.

TESSY WILLIAMS

INDICE

INTRODUCTION AU YOGA POUR SENIORS
Bienfaits du yoga pour les personnes âgées
Comment nourrir votre corps pendant vos années d'or
Améliorer sa condition physique avec le yoga

Chapitre 1 : POUR COMMENCER
Créer un espace sûr et confortable
Accessoires de yoga indispensables pour débutants et seniors
Matériel indispensable pour une pratique du yoga agréable

Chapitre 2 : LES BASES DU YOGA POUR SENIORS
Les bases du yoga pour les seniors
Exercices de respiration douce

Chapitre 3 : EXERCICES D'ÉCHAUFFEMENT

Exercices du haut du corps

Exercices du bas du corps

Chapitre 4 : YOGA : VOTRE PARTENAIRE D'EXERCICE POUR CHAQUE BESOIN

YOGA POUR LA MOBILITÉ ARTICULAIRE

LE YOGA POUR LE SOULAGEMENT DE L'ARTHRITE

YOGA POUR LE TRAITEMENT DE LA DOULEUR

YOGA POUR L'ÉQUILIBRE ET FORCE

YOGA POUR PERDRE DU POIDS

LE YOGA POUR LES MALADIES COURANTES

YOGA POUR DÉBUTANTS

YOGA POUR LA MÉNOPAUSE OU ANDROPAUSE

YOGA POUR LA MOBILITÉ LIMITÉE

YOGA POUR L'OSTÉOPOROSE

YOGA POUR LES MALADIES OSSES

LE YOGA CONTRE LE CANCER
YOGA POUR LA MÉDITATION
YOGA POUR LA SCIATIQUE
YOGA POUR LES MALADIES
CARDIAQUES
LE YOGA POUR AMÉLIORER LE
SOMMEIL
ROUTINES YOGA À FAIRE AVEC
VOTRE PARTENAIRE

Chapitre 5 : ACCEPTER LE VIEILLISSEMENT AVEC GRÂCE
Poursuivre le chemin du yoga dans la vieillesse
Régime et yoga
Plan de régime **de 2 semaines**
Conseils et techniques d'alimentation

Conclusion et ressources
Ressources supplémentaires et apprentissage supplémentaire
Votre chemin vers une vie plus saine et plus heureuse

INTRODUCTION

ÉLEVEZ VOTRE BIEN-ÊTRE
UNE POSE À LA FOIS

Bienvenue dans le monde du yoga doux, où l'art du mouvement conscient rencontre la sagesse des années d'or. Dans cette approche personnalisée du yoga pour seniors, nous vous invitons à découvrir une pratique qui favorise la tranquillité et le bien-être sans avoir besoin de poses complexes ou stimulantes sur un tapis de yoga traditionnel.

Si vous trouvez les tapis de yoga difficiles d'accès, votre équilibre un peu précaire ou les mystères de certaines poses qu'il vaut mieux ne pas résoudre, n'ayez crainte : le yoga doux est là pour vous. C'est comme le yoga, mais avec une dose supplémentaire de confort, ce qui en fait une option idéale pour ceux qui souhaitent profiter des bienfaits rajeunissants du yoga sans avoir besoin de manœuvres compliquées.

Le yoga doux est une bouffée d'air frais, en particulier pour les personnes âgées qui ont des difficultés physiques ou qui préfèrent une approche plus douce de l'exercice. Dites adieu aux soucis liés au surmenage ou à l'inconfort – cette pratique est conçue pour être votre compagnon de confiance et vous soutenir à chaque étape du processus.

Les avantages valent vraiment la peine d'être appréciés. Le yoga doux ouvre la porte à plus de flexibilité, de force et d'équilibre, tout en créant un espace serein de détente. Il est idéal pour les seniors à la recherche d'un entraînement aussi doux qu'une brise chaude, leur offrant la possibilité de nourrir leur corps, leur esprit et leur âme.

L'accessibilité est la clé du yoga doux. Que vous soyez dans un centre pour personnes âgées, que vous profitiez d'une séance tranquille à la maison ou que vous intégriez des poses douces à votre routine quotidienne, cette pratique répond à vos besoins. Vous n'avez pas besoin d'un espace dédié au yoga ; La beauté du yoga doux est qu'il s'intègre parfaitement à votre style de vie.

Qu'est-ce qui différencie le yoga doux ? Il s'agit de mouvements conscients, d'étirements relaxants et de l'art de la respiration - un voyage qui ressemble à une douce danse avec votre propre corps. À chaque pose, vous ressentirez un sentiment de sérénité, comme si vous flottiez sur un nuage tandis que vous trouviez votre zen.

Alors, si le yoga traditionnel vous semble trop
intense et que vous recherchez une pratique qui
vous aide plutôt que de vous défier, le yoga doux
pour seniors est votre invitation à un voyage
revitalisant. Embrassez la grâce de chaque posture
et laissez la joie d'un mouvement doux améliorer
votre bien-être à chaque respiration.

BIENFAITS DU YOGA POUR LES SENIORS

Embarquez pour un voyage vers une santé et une vitalité optimales grâce au yoga spécialement conçu pour les seniors. Cette pratique douce mais impactante allie parfaitement souplesse, force et équilibre, créant une synergie harmonieuse pour votre corps.

Dites adieu aux raideurs et profitez de la liberté de mouvement qu'offre le yoga pour seniors. Élixir rajeunissant, il améliore la mobilité et agit comme un WD-40 pour vos articulations et vos muscles, vous assurant une dose de vitalité au quotidien.

Découvrez la combinaison de la force et de l'équilibre dans votre pratique du yoga senior. Transition gracieuse entre les poses conçues pour développer la force et affiner les compétences d'équilibre, vous donnant une arme secrète contre les trébuchements et les glissades inattendues qui pourraient survenir.

Dites adieu au stress et le yoga pour seniors devient votre oasis de détente. Cette pratique étire non seulement votre corps, mais repousse également les limites du calme et de la clarté mentale. Le stress se dissout comme une glace par une chaude journée

d'été et transforme votre esprit en un sanctuaire
serein.

Il ne s'agit pas seulement de s'asseoir ; Il s'agit de
s'asseoir correctement avec le yoga pour les seniors.
Laissez-le vous guider pour améliorer votre posture
et accroître votre conscience corporelle. L'inconfort
disparaît lorsque vous prenez des positions avec
assurance et grâce, comme si vous posiez pour un
portrait de bien-être.

Respirez profondément et laissez le yoga pour
seniors vous guider. Inspirez les bienfaits des
techniques de respiration qui font partie de cette
pratique : votre ticket pour un esprit calme, une
réduction de l'anxiété et une augmentation
surprenante de la capacité pulmonaire. Chaque
respiration devient l'occasion de cultiver la sérénité
dans le domaine du yoga pour seniors.

Soyez témoin de la belle symphonie de l'esprit et du
corps qui se réunissent. Même en position assise,
vous établirez un lien profond entre vos pensées et
votre être physique. Le yoga pour seniors vous
invite à être présent, à écouter votre respiration et à
prendre pleinement conscience de la symphonie des
sensations de votre corps.

Le yoga pour seniors est une symphonie
personnalisable qui s'adapte à vos besoins
particuliers. Que vous soyez débutant ou que vous
ayez des exigences particulières, cette pratique est
conçue spécialement pour vous. Les instructeurs
agissent comme vos directeurs musicaux,
orchestrant les notes parfaites pour votre voyage
individuel.

Adoptez le sentiment de communauté et de
connexion au sein de l'expérience de yoga senior.
Les classes deviennent des communautés soudées
qui offrent des opportunités d'interagir, de partager
des expériences et de se soutenir mutuellement.
Cela va au-delà de l'exercice : il s'agit des personnes
et des liens qui se développent.

La sécurité est la priorité du yoga pour les seniors,
car la pratique est conçue pour être un gardien
vigilant. L'accent mis sur un choix sûr pour les
personnes ayant des problèmes de santé ou des
blessures garantit un cheminement relaxant et
efficace vers le bien-être.

Le yoga pour seniors a un super pouvoir : il
augmente l'énergie et la vitalité. La pratique
régulière devient une source de ressourcement qui
fait des activités quotidiennes une expérience très

facile. C'est un voyage holistique qui ravive votre enthousiasme pour la vie.

Telle une douce berceuse, le yoga pour seniors se termine par des techniques de relaxation et de méditation. C'est une douce descente vers la tranquillité, un cadeau ultime de relaxation et de réduction du stress qui vous laisse revitalisé.

Le yoga pour seniors, ouvert à tous, est un voyage vers une vie plus saine et plus heureuse. Que vous débutiez dans le monde du yoga ou que vous ayez des besoins physiques particuliers, cette pratique est le pont vers plus de flexibilité, de force, d'équilibre et de relaxation.

L'ÂGE N'EST QU'UN CHIFFRE, ET LE PLAISIR DU YOGA POUR LES SENIORS L'EST AUSSI

L'âge n'est qu'un chiffre, et le yoga pour seniors est là pour briser ce mythe. Si vous faites partie de la génération dorée, ne pensez pas que le yoga est hors de portée. Il est temps de révéler l'arme secrète du yoga, prête à révolutionner votre dose de joie quotidienne.

Commençons par la flexibilité. Le yoga pour seniors est comme un élixir magique pour les articulations et les muscles. Ces étirements et ces mouvements doux agissent comme un laissez-passer VIP pour une vie de flexibilité. Considérez-le comme une potion rajeunissante pour votre corps : plus de raideur ni d'inconfort ; Il est prêt à traverser la vie.

Force, préparez-vous ! Le yoga pour seniors devient votre salle de sport personnalisée, avec des postures qui font travailler chaque groupe musculaire. Maintenir le tonus musculaire est crucial pour les activités quotidiennes, qu'il s'agisse d'ouvrir des bocaux ou de montrer quelque chose aux plus jeunes. Préparez-vous à fléchir vos muscles et à vous pavaner avec style.

Qui est le maître de l'équilibre maintenant ?
Beaucoup d'entre nous sont confrontés à des
problèmes d'équilibre en vieillissant, mais le yoga
pour seniors vous soutient. Avec des poses et des
exercices spécialement conçus pour l'équilibre,
vous resterez stable comme un roc. Fini la danse
avec gravité : vous faites partie de l'équipe
gagnante.

Douleur, il est temps d'abandonner. Douleurs
chroniques, arthrite et inconfort trouvent leur allié
dans le yoga pour seniors. C'est le remède apaisant
contre les articulations douloureuses. Avec une
meilleure posture, un soulagement des tensions
musculaires et une meilleure santé des articulations,
le yoga pour seniors met la douleur en jeu.

Adieu le stress ! Le yoga pour seniors est le roi des
techniques de respiration profonde et de relaxation.
Le stress et l'anxiété, ces invités indésirables,
doivent disparaître. Zen et sérénité deviennent vos
nouveaux compagnons dans ce voyage yoga.

L'esprit avant la matière, le mantra du yoga. Le
yoga pour les seniors est une astuce mentale Jedi
qui encourage la pleine conscience et favorise la
connexion corps-esprit. Dites bonjour à une clarté
mentale et à une fonction cognitive accrues, un
véritable booster de puissance cérébrale !

Êtes-vous assis droit ? Le yoga pour seniors devient votre guide de posture. Dites adieu aux douleurs du dos et du cou et bonjour à une aura d'élégance et d'équilibre lorsque vous effectuez chaque pose avec grâce.

Avez-vous besoin d'un regain d'énergie ? Le yoga pour seniors est votre boisson énergisante naturelle et sans caféine. La pratique régulière devient votre source de vitalité et vous permet d'affronter les activités quotidiennes avec l'enthousiasme d'un champion. Il est peut-être temps pour les jeunes de suivre votre rythme !

Zzz...le yoga pour seniors a une arme secrète : des techniques de relaxation qui vont révolutionner votre monde du sommeil. Plus besoin de se retourner et de se retourner dans le lit ; En un rien de temps, vous vous plongerez dans de beaux rêves.

Papillons sociaux, envolez-vous ! Le yoga pour les seniors ne consiste pas seulement à faire de l'exercice ; Il s'agit de personnes. Les cours se transforment en un sanctuaire social, où la camaraderie s'épanouit et où vous devenez partie intégrante d'une communauté dynamique.

Et voilà : le yoga pour seniors : le ticket d'or vers la
source de vitalité, de force et un voyage incroyable,
sans stress ni douleur. Vous ne faites pas que
vieillir ; Vous l'acceptez avec style. Qui aurait
pensé que le yoga pourrait transformer chaque siège
en un épicentre de joie, de vitalité et de
communauté ? Vous le saviez, et maintenant vous
êtes prêt à vous asseoir et à vous plonger dans cette
aventure rajeunissante.

NOURRIR VOTRE CORPS PENDANT LES ANNÉES D'OR

Ah, les années d'or, le moment d'embrasser la sagesse de l'âge et de prendre soin du véhicule qui vous a transporté à travers toute une vie d'expériences. Votre corps mérite plus que jamais le plus grand soin et la plus grande attention. Voici un guide pour répondre aux besoins de votre corps dans ce chapitre doré de la vie :

Oasis d'hydratation

Au fil des années, l'importance de rester hydraté augmente également. L'eau est l'élixir du corps et favorise une bonne digestion, la santé de la peau et le bien-être général. Alors, buvez et laissez la source d'hydratation alimenter votre voyage doré.

Symphonie nutritionnelle

Alimentez votre corps avec une variété colorée d'aliments riches en nutriments. Les fruits, les légumes, les grains entiers et les protéines maigres sont vos alliés pour maintenir une santé optimale. Considérez votre assiette comme une toile et laissez les teintes vibrantes peindre un chef-d'œuvre nutritionnel.

Déplacez le rythme et fléchissez

L'exercice n'est pas réservé qu'aux jeunes de cœur,
il l'est aussi aux dorés de cœur. Faites des activités
qui vous apportent de la joie et font bouger votre
corps, qu'il s'agisse d'une marche douce, de yoga
pour seniors ou de danse sur vos chansons
préférées. Votre corps a besoin du rythme du
mouvement.

Retraite relaxante

Bien dormir est la façon dont le corps se rajeunit et
se répare. Assurez-vous de créer un sanctuaire pour
dormir : un matelas confortable, des couvertures
douillettes et un environnement serein. Laissez
votre corps profiter de la douce étreinte d'un
sommeil réparateur.

Méditation consciente

Votre bien-être mental est aussi crucial que votre
bien-être physique. Pratiquez des pratiques de
pleine conscience, telles que la méditation ou des
exercices de respiration profonde. Ces moments de
tranquillité sont un cadeau pour votre esprit,
favorisant la paix et la clarté au milieu de l'agitation
de la vie.

Bilans de santé de routine

Des bilans de santé réguliers sont une stratégie
proactive pour le bien-être. Surveillez votre tension
artérielle, votre taux de cholestérol et d'autres

marqueurs vitaux. La prévention est la meilleure
recette pour un avenir sain et doré.

Accompagnement social
Votre corps prospère grâce aux liens sociaux.
Interagissez avec vos amis, votre famille et la
communauté. Le rire, les histoires partagées et la
compagnie contribuent à un fort bien-être
émotionnel et physique.

Défis cognitifs
Exercez votre cerveau avec des puzzles, des jeux et
des activités qui stimulent les fonctions cognitives.
Votre esprit, comme un muscle, bénéficie
d'exercices réguliers pour rester alerte et agile.

vitamine du soleil
Laissez le soleil vous offrir son cadeau de vitamine
D. Une exposition modérée au soleil est essentielle
à la santé des os et à la vitalité globale. Pensez
simplement à utiliser de la crème solaire : la
protection fait partie de la sagesse de l'âge d'or.

Dans vos années d'or, votre corps est plus qu'un
simple vaisseau.
C'est un compagnon important sur le chemin de la
vie.

Traitez ce chapitre avec l'amour, le respect et
l'attention qu'il mérite, et ensemble nous le
traverserons avec grâce et vigueur.

AMÉLIORER LA CONDITION PHYSIQUE AVEC LE YOGA

Dans le domaine dynamique du fitness, où les tendances vont et viennent, le yoga s'impose comme un compagnon intemporel.
Cette pratique ancienne est bien plus qu'une simple formation.
C'est un voyage holistique qui allie bien-être physique, mental et spirituel.
Voyons comment le yoga peut être votre compagnon de remise en forme, transformer votre routine d'exercice et améliorer votre santé globale.

La force de l'intérieur
Le yoga est une source d'énergie silencieuse qui développe la force de l'intérieur. Au fur et à mesure que vous progressez dans les poses, vous exercez des muscles dont vous ignoriez l'existence, encourageant une force équilibrée et résiliente émanant de votre tronc.

Une flexibilité libérée
Dites adieu à la rigidité et profitez de la fluidité que le yoga vous apporte. Chaque étirement et pose améliore la flexibilité, facilite les mouvements quotidiens et réduit le risque de blessure. C'est votre ticket pour un corps qui bouge avec grâce.

exercice d'équilibriste

Que vous maîtrisiez la posture de l'arbre ou que
vous fassiez des planches, le yoga perfectionne
votre équilibre et votre stabilité. Ces compétences
ne concernent pas uniquement le tapis de yoga ; Ils
sont intégrés dans la vie quotidienne, améliorant la
coordination et prévenant les chutes.

Symphonie corps-esprit

Le yoga n'est pas seulement une pratique physique,
c'est un voyage de pleine conscience. La
combinaison de la respiration et du mouvement crée
une symphonie qui vous connecte au moment
présent. Cette pleine conscience transcende votre
tapis et encourage un esprit calme et concentré dans
tous les aspects de la vie.

Un bonheur qui soulage le stress

Dans le rythme effréné de la vie moderne, le stress
occupe souvent une place centrale. Le yoga, qui met
l'accent sur la respiration profonde et la relaxation,
devient votre refuge. Ce n'est pas seulement un
exercice, c'est une séance thérapeutique qui élimine
le stress et vous laisse rajeuni.

Remise en forme adaptative

Le yoga s'adapte à vous où que vous soyez. Que
vous soyez débutant en fitness ou sportif confirmé,

le yoga s'adapte à vos besoins. Il ne s'agit pas de concurrence; Il s'agit de votre parcours personnel vers le bien-être, ce qui en fait le compagnon d'entraînement idéal pour tout le monde.

Allié dans la prévention des blessures

Les mouvements contrôlés et la concentration sur la conscience du corps dans le yoga agissent comme un bouclier contre les blessures. Il s'agit d'une pratique à faible impact qui renforce vos articulations, améliore la posture et maintient votre corps résilient, vous garantissant ainsi un parcours de remise en forme tout au long de votre vie.

La polyvalence redéfinie

Le yoga est un package complet. Du power yoga pour un entraînement intense aux séances douces et réparatrices, il s'adapte à votre humeur et à vos objectifs de forme physique. Que vous cherchiez à transpirer ou à trouver la sérénité, le yoga a un style qui vous convient.

Communauté et connexion

Rejoindre un cours de yoga permet de rencontrer une communauté qui va au-delà des postures physiques. C'est un voyage partagé de découverte de soi et de bien-être. Les connexions formées sur le tapis créent un réseau de soutien qui améliore votre expérience d'exercice.

Fitness sans frontières

Le yoga transcende les limites d'âge, de niveau
physique et de lieu. Vous pouvez pratiquer le yoga
n'importe où et n'importe quand. Que vous
dérouliez votre tapis à la maison, en studio ou sur la
plage, le yoga devient un compagnon d'exercice
polyvalent et accessible.

Dans la symphonie du fitness, le yoga s'est avéré
être un chef d'orchestre alliant force, flexibilité,
pleine conscience et communauté.
Faites l'expérience du yoga en tant que partenaire de
remise en forme et amenez votre santé à un nouveau
niveau grâce à la combinaison harmonieuse du
mouvement et de la respiration.
C'est plus qu'un simple entraînement, c'est un
voyage de transformation qui vous suit sur et en
dehors du tapis.

Chapitre un

CRÉER LA SÉCURITÉ
ET ESPACE CONFORTABLE

Avant de plonger dans le monde enrichissant du yoga, préparons le terrain pour réussir en créant un espace sûr et confortable. Votre voyage de yoga commence par l'environnement qui vous entoure. Voici comment créer un sanctuaire qui encourage votre pratique :

Choisissez un endroit calme

Trouvez un coin ou une pièce calme où vous pourrez vous plonger dans la tranquillité. Laissez cet espace être exempt de distractions, vous permettant ainsi de vous concentrer sur vous-même et d'apprécier la sérénité de votre pratique du yoga.

Lumière naturelle et air frais

Dans la mesure du possible, optez pour un espace avec beaucoup de lumière naturelle et d'air frais. Ouvrir les fenêtres ou pratiquer dans une pièce bien ventilée peut améliorer votre connexion avec l'environnement, favorisant ainsi une expérience de yoga revitalisante.

Dégagez votre sanctuaire

Débarrassez-vous de l'espace inutile pour créer une
atmosphère harmonieuse. Un environnement
ordonné facilite non seulement les mouvements
pendant la pratique, mais contribue également à un
état d'esprit calme et organisé.

Personnalisez votre espace
Infusez votre personnalité dans l'espace. Pensez à
ajouter des éléments qui vous apportent de la joie,
comme des couleurs préférées, des œuvres d'art
apaisantes ou même une touche de nature. Faites-en
le reflet de votre voyage unique.

Sols confortables
Choisissez un tapis de yoga confortable et offrant
un bon soutien ou une surface antidérapante. Votre
tapis doit fournir une base stable pour vos poses et
vos étirements, garantissant ainsi une pratique sûre
et agréable.

Contrôle de la température
Maintenez une température confortable dans votre
espace de yoga. Habillez-vous en plusieurs couches,
ce qui vous permettra de vous adapter à votre
environnement pendant la pratique. Une
température confortable améliore l'expérience
globale et favorise la relaxation et la concentration.

ACCESSOIRES DE YOGA ESSENTIELS POUR LES AÎNÉS

Les accessoires de yoga sont vos compagnons dans ce voyage, vous offrant soutien, stabilité et facilité pendant que vous explorez l'art du mouvement et de la respiration.

Blocs de support de yoga

Les blocs de yoga offrent hauteur et stabilité, aidant à obtenir un bon alignement pendant les poses. Les seniors peuvent les utiliser pour modifier les postures, garantissant ainsi une pratique sécuritaire et accessible.

Couverture de yoga matelassée

Une couverture douce et rembourrée ajoute du confort aux positions assises ou allongées. Fournit une couche douce de soutien et de chaleur, rendant votre expérience de yoga confortable et agréable.

Sangle de yoga sécurisée

Améliorez la flexibilité et la portée avec une sangle de yoga. Cet accessoire permet d'atteindre des postures qui peuvent être difficiles en raison d'une mobilité limitée, assurant une progression progressive et sûre.

Chaise qui augmente la stabilité

Pour ceux qui recherchent un soutien
supplémentaire, une chaise robuste devient un
soutien précieux. Il agit comme une base stable
pour les postures assises et procure un sentiment de
sécurité lors des équilibres debout.

Oreiller relaxant pour les yeux
Augmentez votre niveau de relaxation pendant la
méditation ou la pose Savasana avec un oreiller
relaxant pour les yeux. Sa légère pression aide à
relâcher les tensions autour des yeux, favorisant un
état d'esprit calme.

Alors que vous commencez votre parcours de yoga,
créer un espace harmonieux et incorporer les bons
outils garantira une pratique sûre et satisfaisante.
Faites de votre retraite de yoga un sanctuaire où
vous pourrez explorer, vous régénérer et profiter du
pouvoir transformateur du yoga.

ÉQUIPEMENT ESSENTIEL POUR UNE PRATIQUE DU YOGA HEUREUSE

Préparez votre voyage de yoga en vous assurant de disposer de l'équipement essentiel pour améliorer votre expérience. Ces éléments deviendront vos alliés dans votre immersion dans l'univers du yoga pour seniors :

Des vêtements confortables pour le yoga
Profitez de la liberté de mouvement avec des vêtements de yoga respirants et extensibles. Choisissez des vêtements qui vous permettent de bouger sans effort et qui offrent du confort à chaque pose.

Tapis de yoga antidérapant
Investissez dans un tapis de yoga antidérapant de haute qualité pour établir une base stable pour votre pratique. Cet article essentiel soutient non seulement vos articulations mais assure également la sécurité lors de diverses postures.

Blocs de support de yoga
Les blocs de yoga offrent de la stabilité et aident à obtenir un bon alignement. Ils sont particulièrement utiles pour modifier les postures et s'adapter aux besoins individuels, rendant la pratique accessible à tous.

Couverture de yoga matelassée

Augmentez votre confort avec une couverture de yoga douce et rembourrée. Que vous l'utilisiez pour fournir un soutien supplémentaire ou de la chaleur pendant la relaxation, cet accessoire polyvalent améliore votre expérience globale.

Sangle de yoga réglable

Améliorez la flexibilité et approfondissez vos étirements avec une sangle de yoga réglable. Cet accessoire permet d'obtenir un alignement optimal, en particulier pour les poses nécessitant une portée étendue.

Chaise de yoga stable

Pour ceux qui recherchent un soutien supplémentaire, une chaise de yoga stable devient une ressource précieuse. Il sert de base sécurisée pour les postures assises et procure un sentiment de sécurité lors des équilibres debout.

Oreiller relaxant pour les yeux

Augmentez votre relaxation pendant la méditation ou Savasana avec un oreiller relaxant pour les yeux. Sa douce pression favorise le soulagement du stress, créant une atmosphère sereine propice à la méditation et au repos profond.

Collations énergisantes

Gardez une collation légère et nutritive à portée de main pour reconstituer votre niveau d'énergie après votre séance. Envisagez des options comme des fruits, des noix ou un smoothie pour faire le plein.

Journal ou carnet
Tenez un journal de yoga pour suivre vos progrès, noter vos réflexions ou définir des intentions pour chaque pratique. Cette touche personnelle ajoute un élément réfléchi à votre visite.

Musique relaxante ou listes de lecture
Créez une liste de lecture de musique relaxante et inspirante pour accompagner votre pratique. Les bons morceaux peuvent détendre l'ambiance et améliorer votre humeur pendant les séances de yoga.

Armez-vous de ces essentiels et vous serez prêt pour une aventure de yoga satisfaisante et amusante. Avec le bon équipement et une attention particulière, chaque séance devient un voyage personnel vers une santé totale.

Chapitre deux

LA BASE DU YOGA POUR LES SENIORS

Commencez votre parcours de yoga senior en comprenant les principes de base qui sous-tendent une pratique réussie.

conscience consciente

Cultivez le sentiment de pleine conscience comme pierre angulaire de votre pratique. Connectez-vous au moment présent, en reconnaissant votre corps et ses besoins uniques. Cette approche consciente constitue le fondement du yoga pour les seniors et encourage une connexion plus profonde entre l'esprit et le corps.

Routines d'échauffement douces

Commencez chaque séance par des routines d'échauffement douces conçues pour les praticiens expérimentés. Ces mouvements visent à augmenter le flux sanguin, à améliorer la flexibilité et à préparer le corps aux poses de yoga suivantes. Adoptez le déroulement de ces échauffements comme un début enrichissant pour votre pratique.

Postures assises pour la stabilité

Le yoga pour personnes âgées met souvent l'accent
sur les poses assises pour une plus grande stabilité.
Ces poses s'adaptent aux personnes ayant différents
niveaux de mobilité, garantissant que chacun puisse
participer confortablement. Les postures assises
fournissent une base solide, favorisant l'équilibre et
l'aisance.

EXERCICES DE RESPIRATION DOUCE

Respiration abdominale

Commencez votre voyage de relaxation avec la
respiration abdominale. Inspirez profondément par
le nez, permettant à votre abdomen de se dilater
comme un ballon. Expirez lentement et
complètement, en relâchant les tensions à chaque
respiration. Cette pratique rythmée induit une
sensation de calme et de tranquillité.

Respirer avec les lèvres pincées

Pratiquez la respiration à lèvres pincées pour
améliorer la capacité pulmonaire et favoriser la
relaxation. Inspirez doucement par le nez, puis
expirez lentement par les lèvres pincées. Ce schéma
respiratoire délibéré encourage une libération
relaxante des tensions et invite à un état d'esprit
paisible.

Respiration diaphragmatique

Adoptez la respiration diaphragmatique pour activer pleinement le diaphragme et favoriser la relaxation. Inspirez profondément en permettant à votre diaphragme de descendre. Sentez votre abdomen se soulever et se dilater. Expirez lentement en ressentant la douce contraction du diaphragme. Cette pratique favorise une connexion harmonieuse entre la respiration et le corps.

Respiration en boîte

Découvrez les effets apaisants de la respiration en boîte. Inspirez en comptant jusqu'à quatre, retenez votre souffle en comptant jusqu'à quatre, expirez en comptant jusqu'à quatre et faites une nouvelle pause en comptant jusqu'à quatre. Cet exercice de respiration structuré procure un sentiment d'équilibre et d'équilibre, conduisant à un état d'être serein et centré.

En approfondissant les principes fondamentaux du yoga pour seniors et en adoptant des exercices de respiration doux, vous préparez le terrain pour une pratique à la fois nourrissante et revigorante. Ces éléments fondamentaux créent un cadre solide, garantissant que votre parcours de yoga se déroule avec grâce, pleine conscience et avec le plus grand soin pour votre bien-être.

Chapitre trois

EXERCICES D'ÉCHAUFFEMENT

Préparez votre corps aux entraînements enrichissants à venir avec une série d'exercices d'échauffement revigorants. Ces mouvements augmenteront non seulement votre fréquence cardiaque, mais amélioreront également votre flexibilité et vous prépareront à une séance de yoga enrichissante.

EXERCICES DU HAUT DU CORPS

Étirement doux du cou
Commencez par des étirements doux du cou pour relâcher les tensions et favoriser la flexibilité. Inclinez lentement votre tête d'un côté à l'autre, permettant à chaque étirement d'être doux et contrôlé. Ressentez la libération relaxante dans votre cou et vos épaules, éveillant une sensation de légèreté.
Durée:2 minutes

Tours d'épaule
Détendez vos épaules avec des mouvements rythmés. Soulevez vos épaules vers vos oreilles, puis abaissez-les dans un mouvement circulaire. Cet

exercice simple mais efficace favorise la mobilité
des articulations des épaules et soulage les raideurs.
Durée:2 minutes

Balançoire des bras
Effectuez des mouvements de balancement des bras
pour tonifier le haut du corps. Étendez vos bras sur
les côtés et déplacez-les doucement dans un
mouvement circulaire. Ce mouvement dynamique
améliore la circulation sanguine et prépare vos bras
aux prochaines poses de yoga.
Durée : 5 minutes)

Torsions du torse
Effectuez des torsions du torse pour réveiller votre
colonne vertébrale et vos muscles abdominaux.
Asseyez-vous ou tenez-vous debout avec la colonne
vertébrale droite et roulez doucement votre torse sur
le côté, en sentant l'étirement dans votre dos.
Répétez l'exercice avec l'autre côté. Ce mouvement
améliore la flexibilité de la colonne vertébrale et
réchauffe le cœur du corps.
Durée:5 minutes

EXERCICES POUR LE BAS DU CORPS

Favorisez la souplesse et la souplesse du bas du
corps grâce à ces exercices d'échauffement ciblés.

Profitez du déroulement de ces mouvements et
réveillez progressivement vos muscles.

cercles de cheville

Asseyez-vous confortablement et soulevez un pied
du sol. Faites pivoter votre cheville en effectuant
des mouvements circulaires, d'abord dans le sens
des aiguilles d'une montre, puis dans le sens
inverse. Cet exercice améliore la mobilité de la
cheville et prépare les membres inférieurs à une
pratique de yoga terre-à-terre.
Durée : 3 minutes

Le genou se lève

Assis ou debout, soulevez vos genoux vers votre
poitrine dans un léger mouvement de marche. Ce
mouvement stimule la circulation sanguine vers les
membres inférieurs, ce qui favorise la flexibilité du
genou et active les muscles des jambes.

cercles de hanches

Commencez des mouvements circulaires avec vos
hanches pour détendre vos articulations de la
hanche et les muscles environnants. Asseyez-vous
ou tenez-vous debout avec la colonne vertébrale
droite et faites pivoter vos hanches dans un
mouvement circulaire. Cet exercice améliore la
mobilité des hanches, ce qui contribue à une

amplitude de mouvement plus fluide pendant la
pratique du yoga.
Durée:5 minutes

pompes vers l'avant
Incorporez progressivement des flexions vers
l'avant pour allonger la colonne vertébrale et activer
les ischio-jambiers. En position assise ou debout,
pliez les hanches et tendez la main vers vos orteils.
Ce mouvement contrôlé réchauffe le dos et étire la
chaîne postérieure.

En faisant ces échauffements énergétiques,
imaginez que votre corps s'éveille au rythme de
votre respiration.
Ces mouvements préparatoires améliorent non
seulement votre préparation physique au yoga, mais
jettent également les bases d'une pratique énergique
et heureuse.

Chapitre quatre

YOGA POUR LA MOBILITÉ ARTICULAIRE

Les échauffements articulaires dynamiques sont un élément essentiel de tout programme d'exercices visant à préparer les muscles, les articulations et les tissus conjonctifs à une activité physique plus intense.

Vous trouverez ci-dessous une routine d'échauffement articulaire complète et dynamique avec les durées recommandées pour chaque exercice.

Pensez à adapter la durée en fonction de votre niveau physique et de vos besoins personnels.

rouleaux de cou
Tournez lentement la tête dans un mouvement circulaire, d'abord dans le sens des aiguilles d'une montre, puis dans le sens inverse.
Durée : 30 secondes

Tours d'épaule
Faites rouler vos épaules dans un mouvement circulaire, d'abord en avant puis en arrière.
Durée : 30 secondes

Cercles de bras
Étendez vos bras sur les côtés et effectuez des
mouvements circulaires avec vos mains, d'abord
dans le sens des aiguilles d'une montre puis dans le
sens inverse.
Durée : 30 secondes

Cercles de poignet

Faites pivoter vos poignets dans des mouvements circulaires, d'abord dans le sens des aiguilles d'une montre, puis dans le sens inverse.
Durée : 15 secondes par direction.

Torsions du torse

Tenez-vous debout, les pieds écartés à la largeur des épaules et tournez le haut du corps d'un côté à l'autre.
Durée : 45 secondes

cercles de hanches

Faites pivoter vos hanches dans un mouvement circulaire, d'abord dans le sens des aiguilles d'une montre, puis dans le sens inverse.
Durée : 30 secondes

balancement des jambes

Tenez-vous à une surface stable et balancez une jambe d'avant en arrière, puis passez à l'autre jambe.
Durée : 1 minute

Câlins à genoux

Levez un genou vers votre poitrine, serrez-le avec les deux mains et maintenez la position un instant. Changez de jambe.
Durée : 30 secondes

rouleaux de cheville
Soulevez un pied du sol et faites pivoter votre
cheville dans des mouvements circulaires, d'abord
dans le sens des aiguilles d'une montre, puis dans le
sens inverse. Changez de jambe.
Durée : 15 secondes par direction.

Squats au poids du corps
Effectuez des squats contrôlés avec le poids
corporel pour exercer le bas de votre corps et
améliorer votre flexibilité.
Durée:2 minutes

Fentes
Effectuez des fentes avant alternées, en veillant à
garder vos genoux alignés avec vos chevilles.
Durée : 3 minutes

sauts avec écart
Effectuez une série de sauts avec écart pour
augmenter votre fréquence cardiaque et échauffer
tout votre corps.

Étirement du chat et de la vache
Commencez à quatre pattes en position de table.
Assurez-vous que vos poignets sont directement
sous vos épaules et que vos genoux sont sous vos
hanches.

pose de vache
Inspirez en cambrant le dos et en abaissant votre
ventre vers le sol.
Soulevez votre tête et votre coccyx vers le plafond,
créant ainsi une courbe concave dans le bas du dos.
Élargissez vos épaules et ouvrez votre poitrine.

Transition
Passez en douceur de la pose de vache à la pose de
chat.

pose de chat
Expirez en arrondissant le dos et ramenez votre
menton vers votre poitrine.
Tirez votre nombril vers votre colonne vertébrale
pour activer votre tronc.
Imaginez tirer votre colonne vertébrale vers le
plafond, créant ainsi une courbe convexe dans votre
dos.

Assis à genoux, câlins
Asseyez-vous confortablement sur le sol, les jambes
étendues devant vous.
Asseyez-vous droit, en activant le centre du corps et
en gardant la colonne vertébrale droite.
Pliez un genou et ramenez-le vers votre poitrine.
Serrez votre genou avec les deux bras, en enroulant
vos bras autour de votre tibia.
Maintenez l'étirement pendant 15 à 30 secondes, en
ressentant une légère traction dans le bas du dos et à
l'arrière de la cuisse.

changer de côté
Relâchez la première jambe et étendez-la jusqu'à la
position de départ.

Pliez votre autre genou et ramenez-le vers votre poitrine.

Serrez le deuxième genou avec les deux bras et maintenez l'étirement pendant 15 à 30 secondes.

Continuez à alterner entre les jambes pour un total de 2 à 3 séries de chaque côté.

Cercles de hanche debout

Tenez-vous debout, les pieds écartés à la largeur des épaules.

Placez vos mains sur vos hanches ou laissez vos bras pendre naturellement à vos côtés.

Commencez par effectuer un mouvement circulaire avec vos hanches.

Poussez vos hanches vers l'avant, puis d'un côté, puis vers l'arrière, puis de l'autre côté, en créant un mouvement circulaire.

Continuez ce mouvement circulaire pendant 15 à 30 secondes dans une direction.

Pose de flexion debout (Uttanasana)

Tenez-vous debout, les pieds écartés à la largeur des hanches.

Inspirez pour étendre vos bras au-dessus de votre tête.

Expirez et faites pivoter vos hanches en vous étirant vers le sol.

Tenez pendant 30 secondes à 1 minute.

Étirement latéral

En position debout, levez un bras au-dessus de votre tête et penchez-vous.

Maintenez l'étirement pendant 15 à 30 secondes de chaque côté.

Guerrier II (Virabhadrasana II)

Reculez d'un pied en gardant votre genou avant plié.

Étendez vos bras parallèlement au sol.

Tenez pendant 30 secondes à 1 minute.

Pose du triangle étendu (Utthita Trikonasana)

Depuis Warrior II, redressez votre jambe avant.

Étendez votre bras avant vers l'avant et faites pivoter vos hanches, en abaissant votre main vers votre tibia ou vers le sol.

Étendez votre bras opposé vers le plafond.

Maintenez la position 30 secondes de chaque côté.

Courbure avant assise (Paschimottanasana)

Asseyez-vous sur le sol avec les jambes étendues.

Inspirez pour allonger votre colonne vertébrale, puis expirez et atteignez vos orteils.

Tenez pendant 30 secondes à 1 minute.

Pose de l'enfant (Balasana)

Agenouillez-vous sur le tapis, asseyez-vous sur vos talons et étendez vos bras vers l'avant.

Maintenez cette position pendant 1 à 2 minutes en vous concentrant sur la respiration profonde et la relaxation.

Étirement du chat et de la vache
Revenez à la position de la table.
Inspirez pour cambrer votre dos (Pose de la vache) et expirez pour l'arrondir (Pose du chat).
Répétez cette opération pendant 1 à 2 minutes.

alphabet de la cheville
Asseyez-vous confortablement ou allongez-vous sur le dos.
Soulevez un pied du sol.
Faites pivoter votre cheville dans le sens des aiguilles d'une montre, en traçant les lettres de l'alphabet avec votre gros orteil.
Répétez la rotation de la cheville, cette fois dans le sens inverse des aiguilles d'une montre.
Abaissez la première jambe et répétez le processus avec l'autre jambe.
Épelez tout l'alphabet avec chaque pied, en utilisant les rotations des chevilles pour former les lettres.
Durée : 3 à 5 minutes

Étirement des jambes en position couchée
Commencez par vous allonger sur le dos (position couchée) sur un tapis ou une surface confortable.
Gardez une jambe étendue sur le sol.

Pliez votre autre genou et ramenez-le vers votre
poitrine.
Durée : 3 à 5 minutes

Option sangle

Si vous avez du mal à atteindre votre jambe tendue,
vous pouvez utiliser une sangle ou une ceinture de
yoga. Enroulez la sangle autour du bas de votre pied
et tenez les extrémités dans vos mains.
Étendez votre jambe pliée vers le plafond ou aussi
loin que votre flexibilité le permet.
Maintenez l'étirement en sentant la longueur de vos
ischio-jambiers et de l'arrière de votre jambe.
Durée : 3 à 5 minutes

flexion du pied

Fléchissez votre pied en tirant vos orteils vers votre
visage, ce qui intensifie l'étirement de votre mollet
et de l'arrière de votre jambe.
Maintenez l'étirement pendant 30 secondes à 1
minute, en respirant profondément et en maintenant
un état de relaxation.
Relâchez votre jambe droite et ramenez votre autre
genou vers votre poitrine.
Répétez l'étirement avec la jambe opposée.
Durée : 3 à 5 minutes

LE YOGA POUR LE SOULAGEMENT DE L'ARTHRITE

Le yoga peut aider à soulager l'arthrite en favorisant la mobilité, la force et la relaxation des articulations.

Vous trouverez ci-dessous une série de postures de yoga qui peuvent aider à soulager l'arthrite, leurs explications et leur durée recommandée :

Pose assise facile (Sukhasana)
Asseyez-vous confortablement, les jambes croisées.
Posez vos mains sur vos genoux.
Durée- 1-2 minutes.

Étirement doux du cou
Posez votre oreille sur une épaule et maintenez-la là pendant quelques respirations.
Répétez de l'autre côté.
30 secondes par côté.

Courbure avant assise (Paschimottanasana)
Asseyez-vous avec les jambes étendues.
Faites pivoter vos hanches pour atteindre vos orteils.
30 secondes à 1 minute.

Étirement du chat et de la vache
Déplacez-vous entre cambrer et arrondir le dos.

Inspirez pour vous cambrer (Vache Pose) et expirez pour vous arrondir (Cat Pose).
Durée : 1 à 2 minutes.

Pose de l'enfant (Balasana)
Agenouillez-vous et asseyez-vous sur vos talons, les bras tendus vers l'avant.
Durée - 1-2 minutes.

Pose de la main en position couchée au gros orteil (Supta Padangusthasana)
Allongez-vous sur le dos, tendez une jambe en tenant votre gros orteil.
Gardez l'autre jambe pliée ou étendue sur le sol.
Durée : 30 secondes à 1 minute par jambe.

Pose de pont prise en charge
Allongez-vous sur le dos, pliez les genoux et soulevez vos hanches.
Placez un support (bloc ou coussin) sous vos hanches pour vous soutenir.
Durée : 1 à 2 minutes.

Pose des jambes contre le mur (Viparita Karani)
Asseyez-vous avec un côté contre un mur, puis balancez vos jambes contre le mur.
Durée : 5 à 10 minutes.

Pose du cadavre (Savasana)

Allongez-vous sur le dos, les bras le long du corps
et les paumes vers le haut.
Durée : 5 à 10 minutes.

Pratiquer ces poses de yoga régulièrement, même
pendant de courtes périodes, peut aider à réduire
l'arthrite en améliorant la flexibilité, en réduisant la
raideur et en favorisant une bonne santé.
Ajustez la durée en fonction de votre niveau de
confort et augmentez-la progressivement au fil du
temps.
Donnez toujours la priorité à votre confort et
consultez votre médecin si vous avez des
inquiétudes.

YOGA POUR LE TRAITEMENT DE LA DOULEUR

Le yoga est un outil précieux pour gérer la douleur et peut être combiné avec des exercices de posture, de respiration et de pleine conscience.

Pour gérer la douleur, il est important d'aborder le yoga de manière calme et prudente.

Vous trouverez ci-dessous une série de postures de yoga qui peuvent aider à soulager les douleurs, leurs explications et la durée recommandée :

Pose assise facile (Sukhasana)
Asseyez-vous confortablement, les jambes croisées.
Placez vos mains sur vos genoux ou sur vos genoux.
Durée : 2 à 5 minutes

Respiration diaphragmatique (Pranayama)
Inspirez profondément par le nez en élargissant votre diaphragme.
Expirez lentement par les lèvres pincées.
Durée : 3 à 5 minutes.

Étirement du chat et de la vache
Déplacez-vous entre cambrer et arrondir le dos.
Inspirez pour vous cambrer (Vache Pose) et expirez pour vous arrondir (Cat Pose).
Durée : 3 à 5 minutes.

Pose de l'enfant (Balasana)

Agenouillez-vous et asseyez-vous sur vos talons, les
bras tendus vers l'avant.
Durée : 3 à 5 minutes.

Courbure avant assise (Paschimottanasana)

Asseyez-vous avec les jambes étendues et faites
pivoter vos hanches en atteignant vos orteils.
3 à 5 minutes.

Pose d'angle lié inclinable prise en charge (Supta Baddha Konasana)

Allongez-vous sur le dos, rapprochez la plante de
vos pieds et laissez vos genoux tomber sur les côtés.
Soutenez vos genoux avec des accessoires si
nécessaire.
5 à 10 minutes.

Pose des jambes contre le mur (Viparita Karani)

Asseyez-vous près d'un mur, levez vos jambes et
posez vos talons contre le mur.
5 à 10 minutes.

Pose du cadavre (Savasana)

Allongez-vous sur le dos, les jambes étendues et les
bras le long du corps.
5 à 10 minutes.

La pratique constante de ces exercices de yoga
doux, combinée à la pleine conscience et à la
respiration profonde, peut constituer un élément
précieux d'une approche holistique de la gestion de
la douleur.

YOGA POUR L'ÉQUILIBRE ET FORCE

Posture de la montagne (Tadasana)
Tenez-vous debout, les pieds joints et les bras le long du corps.
Contractez vos cuisses, soulevez votre poitrine et étendez vos bras au-dessus de votre tête.
Tenez pendant 30 secondes à 1 minute.

Posture de l'arbre (Vrksasana)
Déplacez votre poids sur une jambe et placez la plante de l'autre pied sur l'intérieur de votre cuisse ou de votre mollet (évitez le genou).
Rapprochez vos paumes au centre du cœur ou étendez vos bras au-dessus de votre tête.
Maintenez cette position pendant 30 secondes à 1 minute sur chaque jambe.

Guerrier II (Virabhadrasana II)
Reculez avec un pied, pliez votre genou avant et étendez vos bras parallèlement au sol.
Gardez votre jambe arrière droite et forte.
Maintenez cette position pendant 30 secondes à 1 minute de chaque côté.

Pose de la chaise (Utkatasana)

Tenez-vous debout, les pieds écartés à la largeur des
hanches, pliez les genoux et abaissez les hanches
comme si vous étiez assis sur une chaise.
Étendez vos bras au-dessus de votre tête.
Tenez pendant 30 secondes à 1 minute.

Chien orienté vers le bas (Adho Mukha Svanasana)

En commençant par vos mains et vos genoux, soulevez vos hanches vers le plafond, redressez vos jambes et créez une forme en V inversé.
Tenez pendant 30 secondes à 1 minute.

Pose de planche

Commencez en position de pompes avec les bras tendus.
Gardez votre corps en ligne droite de la tête aux talons.
Tenez pendant 30 secondes à 1 minute.

Pose du bateau (Navasana)

Asseyez-vous sur le sol, penchez-vous légèrement en arrière, levez les jambes et étendez les bras vers l'avant.
Tenez pendant 30 secondes à 1 minute.

Pose du pont (Setu Bandhasana)

Allongez-vous sur le dos, pliez les genoux et soulevez vos hanches vers le plafond.
Tenez pendant 30 secondes à 1 minute.

YOGA POUR PERDRE DU POIDS

Le yoga peut être un élément précieux d'un parcours de perte de poids, car il favorise la pleine conscience, augmente la conscience du corps et améliore la force physique. Bien que la perte de poids soit influencée par plusieurs facteurs, notamment l'alimentation et le mode de vie en général, voici une séquence de yoga qui peut vous aider à perdre du poids.

Salutations au soleil (Surya Namaskar)
Effectuez une série de poses, notamment Mountain Pose, Forward Fold Pose, Plank, Cobra ou Upward Facing Dog, Downward Facing Dog et répétez. Répétez cette opération pendant 5 à 10 minutes.

Flux de guerrier
Transition entre les poses Warrior I, Warrior II et Warrior III.
Contractez votre cœur et maintenez une respiration régulière tout au long du flux.
Répétez cette opération pendant 5 à 10 minutes.

Pose du bateau (Navasana)
Asseyez-vous sur le sol, penchez-vous légèrement en arrière, levez les jambes et étendez les bras vers l'avant.
Tenez pendant 30 secondes à 1 minute.

Flux du plateau haut au plateau bas
Déplacez-vous entre la planche haute et la planche
basse (Chaturanga), en maintenant un rythme
contrôlé et constant.
Répétez cette opération pendant 5 à 10 minutes.

Pose de la chaise (Utkatasana)
Tenez-vous debout, les pieds écartés à la largeur des
hanches, pliez les genoux et abaissez les hanches
comme si vous étiez assis sur une chaise.
Étendez vos bras au-dessus de votre tête.
Tenez pendant 30 secondes à 1 minute.

postures de torsion
Incluez des poses de torsion assises ou debout,
telles que la torsion assise (Ardha Matsyendrasana)
ou la pose de chaise tournante (Parivrtta
Utkatasana).
Maintenez chaque torsion pendant 30 secondes à 1
minute de chaque côté.

Planche de flux de chien orientée vers le bas
Déplacez-vous entre le chien descendant et la
planche, en vous concentrant sur une transition en
douceur.
Répétez cette opération pendant 5 à 10 minutes.

Courbure avant assise (Paschimottanasana)

Asseyez-vous avec les jambes étendues et faites
pivoter vos hanches en atteignant vos orteils.
Tenez pendant 30 secondes à 1 minute.

Le yoga est une pratique holistique et même s'il
peut contribuer à la perte de poids, il est plus
efficace lorsqu'il est associé à un mode de vie sain.

LE YOGA POUR LES MALADIES COURANTES

Le yoga peut soulager une variété de maladies courantes en favorisant la flexibilité, la force et la relaxation.

POUR LES DOULEURS AU BAS DU DOS

Étirement du chat et de la vache
Commencez en position de table.
Inspirez en cambrant le dos (Pose de la vache) et expirez en cambrant le dos (Pose du chat). Répétez pendant 2 ou 3 minutes.

Pose de l'enfant (Balasana)
Agenouillez-vous et asseyez-vous sur vos talons, les bras tendus vers l'avant.
Tenez pendant 2-3 minutes.

Pose du sphinx
Allongez-vous face contre terre et appuyez-vous sur vos avant-bras.
Tenez pendant 2-3 minutes.

Position couchée avec les genoux contre la poitrine

Allongez-vous sur le dos, ramenez un genou contre
votre poitrine et soutenez-le avec vos mains.
Maintenez cette position 1 à 2 minutes sur chaque
jambe.

CONTRE LE STRESS ET L'ANXIÉTÉ

Respiration profonde (Pranayama)
Asseyez-vous confortablement, inspirez
profondément par le nez et expirez lentement par les
lèvres pincées.
Entraînez-vous pendant 5 à 10 minutes.

Pose des jambes contre le mur (Viparita Karani)
Allongez-vous sur le dos et étendez vos jambes vers
le mur.
Tenez pendant 5 à 10 minutes.

Pose du cadavre (Savasana)
Allongez-vous sur le dos, les bras le long du corps.
Détendez-vous pendant 5 à 10 minutes.

POUR LES PROBLEMES DIGESTIFS

Torsion assise (Ardha Matsyendrasana)
Asseyez-vous avec une jambe pliée et l'autre pied à
l'extérieur du genou plié.
Tournez-vous vers le genou plié.
Tenez pendant 1 à 2 minutes de chaque côté.

**Pose de soulagement du vent
(Pavanamuktasana)**
Allongez-vous sur le dos et serrez un genou contre
votre poitrine.
Maintenez cette position 1 à 2 minutes sur chaque
jambe.

Étirement du chat et de la vache
Répétez cette opération pendant 2-3 minutes.

POUR L'INSOMNIE

Pose des jambes contre le mur (Viparita Karani)
Tenez pendant 5 à 10 minutes.

Respiration narine alternative (Nadi Shodhana)
Asseyez-vous confortablement, bloquez une narine,
inspirez, changez de narine, expirez et répétez.
Entraînez-vous pendant 5 à 10 minutes.

POUR LES MAUX DE TÊTE

Étirement du cou
Inclinez doucement votre tête d'un côté à l'autre,
d'avant en arrière.
Durée : 2-3 minutes.

Courbure avant (Uttanasana)

Levez-vous et faites pivoter vos hanches pour
atteindre vos orteils.
Tenez pendant 2-3 minutes.

YOGA POUR DÉBUTANTS

Si vous débutez dans le yoga, il est essentiel que vous commenciez par des poses et des enchaînements adaptés aux débutants. Voici une routine de yoga simple pour les débutants. N'oubliez pas d'écouter votre corps, de respirer profondément et d'apprécier le processus.

Pose de la montagne (Tadasana) Tenez-vous debout, les pieds joints et les bras le long du corps. Contractez vos cuisses, soulevez votre poitrine et étendez vos bras au-dessus de votre tête.

Chien orienté vers le bas (Adho Mukha Svanasana)
Commencez à quatre pattes.
Soulevez vos hanches vers le plafond en redressant vos jambes.
Mains écartées à la largeur des épaules et pieds écartés à la largeur des hanches.

Courbure avant (Uttanasana)
Depuis le chien orienté vers le bas, marchez ou avancez vos pieds vers vos mains.
Faites pivoter vos hanches et étirez votre corps vers le sol ou les tibias.

Guerrier I (Virabhadrasana I)

À partir de la position pliée vers l'avant, reculez d'un pied et faites-le pivoter vers l'extérieur à un angle de 45 degrés.
Pliez votre genou avant et étendez vos bras.

Guerrier II (Virabhadrasana II)
Ouvrez vos hanches et vos épaules pour regarder sur le côté, les bras parallèles au sol.

Posture de l'arbre (Vrksasana)
Transférez le poids sur une jambe.
Placez la plante de l'autre pied sur l'intérieur de la cuisse ou du mollet (en évitant le genou).
Rapprochez vos paumes au niveau du cœur ou étendez vos bras au-dessus de votre tête.

Étirement du chat et de la vache
Commencez à quatre pattes.
Inspirez en cambrant le dos (Pose de la vache), expirez en arrondissant le dos (Pose du chat).

Pose de l'enfant (Balasana)
Agenouillez-vous et asseyez-vous sur vos talons, les bras tendus vers l'avant.

Courbure avant assise (Paschimottanasana)
Asseyez-vous avec les jambes étendues, pliez vos hanches et atteignez vos orteils.

Pose du cadavre (Savasana)
Allongez-vous sur le dos, les bras le long du corps
et les paumes vers le haut.
Fermez les yeux et concentrez-vous sur votre
respiration.

YOGA POUR LA MÉNOPAUSE OU ANDROPAUSE

Pratique du yoga pour les personnes ménopausées
ou andropauses (ménopause masculine), car elle
aide à gérer les symptômes, favorise le bien-être
général et aborde les défis spécifiques associés aux
changements hormonaux.

YOGA POUR LA MÉNOPAUSE

Souffle rafraîchissant (Sitali Pranayama)
Asseyez-vous confortablement, inspirez avec la
langue courbée (ou les lèvres pincées) et expirez par
le nez.
Répétez pendant 2-3 minutes pour refroidir le corps
et calmer le système nerveux.

**Pose de pont prise en charge (Setu Bandhasana)
avec un objet**
Allongez-vous sur le dos et placez un bloc de yoga
sous votre sacrum.

Détendez-vous dans cette position soutenue pendant
3 à 5 minutes pour évacuer le stress.

Pose des jambes contre le mur (Viparita Karani)
Asseyez-vous près d'un mur, levez vos jambes et
posez vos talons contre le mur.
Restez dans cette inversion pendant 5 à 10 minutes
pour soulager la fatigue et améliorer la circulation.

Torsions douces (Supta Matsyendrasana)
Allongez-vous sur le dos, ramenez un genou vers
votre poitrine et faites-le rouler doucement sur votre
corps.
Maintenez cette position pendant 30 secondes de
chaque côté pour relâcher les tensions dans votre
colonne vertébrale.

Pose de l'enfant (Balasana)
Agenouillez-vous et asseyez-vous sur vos talons, les
bras tendus vers l'avant.
Respirez profondément et maintenez pendant 3 à 5
minutes pour détendre et calmer le système
nerveux.

YOGA POUR L'ANDROPAUSE

**Respiration profonde (respiration
diaphragmatique)**

Asseyez-vous confortablement, placez une main sur
votre poitrine et l'autre sur votre ventre.
Inspirez profondément par le nez en élargissant
votre diaphragme.
Expirez lentement par les lèvres pincées. Répétez
l'exercice pendant 5 à 10 minutes.

Postures du guerrier (Virabhadrasana I et II)
Effectuez les poses Warrior I et Warrior II pour
renforcer vos jambes et ouvrir votre poitrine.
Tenez chaque pose pendant 30 secondes à 1 minute
de chaque côté.

Poses d'équilibre (Pose de l'arbre - Vrksasana)
Tenez-vous sur une jambe et placez la plante de
l'autre pied sur l'intérieur de votre cuisse ou de
votre mollet.
Maintenez cette position pendant 30 secondes à 1
minute sur chaque jambe pour améliorer l'équilibre.

Courbure avant assise (Paschimottanasana)
Asseyez-vous avec les jambes étendues, pliez les
hanches et redressez les orteils.
Maintenez cette position pendant 30 secondes à 1
minute pour étirer votre colonne vertébrale et vos
ischio-jambiers.

Exercices du plancher pelvien (Mula Bandha)

Asseyez-vous confortablement et contractez les muscles de votre plancher pelvien en soulevant et en pressant votre périnée.
Tenez pendant 5 à 10 secondes, relâchez et répétez pendant 10 tours.

YOGA POUR LA MOBILITÉ LIMITÉE

Le yoga peut être adapté pour s'adapter à une mobilité limitée en se concentrant sur des mouvements doux, un travail respiratoire et des modifications.

YOGA ASSIS

Étirement du chat et de la vache assis
Asseyez-vous confortablement sur une chaise ou sur le sol.
Inspirez, cambrez votre dos et soulevez votre poitrine (Pose de la vache).
Expirez, arrondissez votre dos et ramenez votre menton vers votre poitrine (Cat Pose).
Répétez cette opération pendant 2-3 minutes.

Étirements latéraux assis
Asseyez-vous avec la colonne vertébrale droite.
Inspirez, levez un bras au-dessus de votre tête et penchez-vous doucement du côté opposé.
Maintenez cette position pendant 15 à 30 secondes puis changez de côté.

Assis penché en avant
Asseyez-vous avec les jambes étendues ou légèrement pliées.

Inspirez, allongez votre colonne vertébrale et,
pendant que vous expirez, faites pivoter vos
hanches pour avancer.
Tenez pendant 30 secondes à 1 minute.

YOGA SUR CHAISE

Chat et vache s'étirent sur une chaise
Asseyez-vous sur le bord d'une chaise.
Inspirez, cambrez le dos et soulevez votre poitrine.
Expirez et arrondissez le dos.
Répétez cette opération pendant 2-3 minutes.

Pose de la chaise pigeon
Asseyez-vous sur le bord d'une chaise et croisez
une cheville sur le genou opposé.
Appuyez doucement sur votre genou croisé.
Maintenez cette position pendant 30 secondes à 1
minute, puis changez de côté.

Poses de chaise de guerrier
Asseyez-vous sur la chaise avec un pied en avant et
l'autre en arrière.
Effectuez les poses Warrior I ou Warrior II, en
utilisant la chaise comme support.
Tenez chaque pose pendant 30 secondes à 1 minute
de chaque côté.

YOGA AU LIT

La jambe couchée se lève
Allongez-vous face vers le haut dans le lit.
Levez une jambe à la fois, en gardant le genou
légèrement plié.

Répétez cette opération pendant 2-3 minutes.

Des tours doux au lit
Allongez-vous sur le dos, pliez les genoux et
laissez-les tomber sur le côté.
Maintenez cette position pendant 30 secondes à 1
minute de chaque côté.

RESPIRATION DOUCE

Respiration diaphragmatique
Asseyez-vous confortablement, placez une main sur
votre poitrine et l'autre sur votre ventre.
Inspirez profondément par le nez en élargissant
votre diaphragme.
Expirez lentement par les lèvres pincées.
Entraînez-vous pendant 5 à 10 minutes.

YOGA POUR L'OSTÉOPOROSE

Le yoga peut être une pratique bénéfique pour les personnes souffrant d'ostéoporose, une maladie caractérisée par une faible densité osseuse et un risque accru de fracture. Voici une routine de yoga modifiée qui se concentre sur des poses douces et intègre des exercices de renforcement musculaire et d'équilibre.

Posture de la montagne (Tadasana)
Tenez-vous debout , les pieds joints et les bras le long du corps.
Contractez vos cuisses, soulevez votre poitrine et étendez vos bras au-dessus de votre tête.
Évitez les backbends profonds et concentrez-vous sur un bon alignement.

Posture de l'arbre (Vrksasana)
Tenez-vous près d'un mur ou utilisez une chaise comme support.
Placez la plante d'un pied sur l'intérieur de la cuisse ou du mollet (en évitant le genou).
Tenez-vous au mur ou à une chaise pour garder l'équilibre.

Pose de la chaise (Utkatasana)
Tenez-vous debout, les pieds écartés à la largeur des hanches.

Pliez vos genoux et abaissez vos hanches comme si vous étiez assis sur une chaise.
Gardez votre colonne vertébrale droite et contractez votre tronc.

Guerrier II (Virabhadrasana II)
Reculez avec un pied, pliez votre genou avant et étendez vos bras parallèlement au sol.
Gardez votre jambe arrière droite et forte.
Évitez les fentes profondes et maintenez une posture modérée.

Pose du pont (Setu Bandhasana)
Allongez-vous sur le dos, pliez les genoux et soulevez vos hanches vers le plafond.
Gardez votre cou dans une position neutre.
Utilisez un bloc sous le sacrum pour vous soutenir si nécessaire.

Pose des jambes contre le mur (Viparita Karani)
Asseyez-vous près d'un mur, levez vos jambes et posez vos talons contre le mur.
Cette inversion douce peut aider à la circulation.

Étirement du chat et de la vache
Déplacez-vous entre cambrer et arrondir le dos.
Inspirez pour vous cambrer (Vache Pose) et expirez pour vous arrondir (Cat Pose).

Courbure avant assise (Paschimottanasana)
Asseyez-vous avec les jambes étendues et faites
pivoter vos hanches en atteignant vos orteils.
Gardez votre colonne vertébrale droite et pliez les
genoux si nécessaire.

**Pose de la main en position couchée au gros
orteil (Supta Padangusthasana)**
Allongez-vous sur le dos, ramenez un genou vers
votre poitrine et étendez votre jambe vers le
plafond.
Utilisez une sangle autour du pied si la flexibilité
est limitée.

Pose du cadavre (Savasana)
Allongez-vous sur le dos, les jambes étendues et les
bras le long du corps.
Laissez votre corps se détendre complètement.

YOGA POUR LES MALADIES OSSES

Le yoga peut être une forme d'exercice douce et utile pour les personnes souffrant de maladies osseuses, telles que l'ostéoporose ou l'ostéopénie. Cependant, il est essentiel d'aborder le yoga avec prudence, en privilégiant les postures qui renforcent les os sans trop les solliciter. Vous trouverez ci-dessous une routine de yoga modifiée axée sur le renforcement des os et l'amélioration de la flexibilité :

Posture de la montagne (Tadasana)
Tenez-vous debout, les pieds joints et les bras le long du corps.
Contractez vos cuisses, soulevez votre poitrine et étendez vos bras au-dessus de votre tête.
Concentrez-vous sur un bon alignement sans trop cambrer le dos.

Pose de la chaise (Utkatasana)
Tenez-vous debout, les pieds écartés à la largeur des hanches.
Pliez vos genoux et abaissez vos hanches comme si vous étiez assis sur une chaise.
Contractez votre tronc et vos cuisses.

Posture de l'arbre (Vrksasana)

Tenez-vous près d'un mur ou utilisez une chaise
comme support.
Placez la plante d'un pied sur l'intérieur de la cuisse
ou du mollet (en évitant le genou).
Tenez-vous au mur ou à une chaise pour garder
l'équilibre.

Pose du pont (Setu Bandhasana)
Allongez-vous sur le dos, pliez les genoux et
soulevez vos hanches vers le plafond.
Gardez votre cou dans une position neutre.
Utilisez un bloc sous le sacrum pour vous soutenir
si nécessaire.

Guerrier II (Virabhadrasana II)
Reculez avec un pied, pliez votre genou avant et
étendez vos bras parallèlement au sol.
Gardez votre jambe arrière droite et forte.
Évitez les fentes profondes et maintenez une
posture modérée.

Pose de criquet (Salabhasana)
Allongez-vous face contre terre et soulevez votre
poitrine, vos bras et vos jambes du sol.
Gardez le regard baissé pour protéger votre cou.
Contractez les muscles de votre dos.

**Chien orienté vers le bas (Adho Mukha
Svanasana)**

Commencez à quatre pattes, en soulevant vos
hanches vers le plafond.
Gardez vos genoux légèrement pliés et
concentrez-vous sur l'allongement de votre colonne
vertébrale.

**Pose de la main en position couchée au gros
orteil (Supta Padangusthasana)**
Allongez-vous sur le dos, ramenez un genou vers
votre poitrine et étendez votre jambe vers le
plafond.
Utilisez une sangle autour du pied si la flexibilité
est limitée.

Pose de l'enfant (Balasana)
Agenouillez-vous et asseyez-vous sur vos talons, les
bras tendus vers l'avant.
Respirez profondément et détendez-vous dans cette
posture de repos.

Pose du cadavre (Savasana)
Allongez-vous sur le dos, les jambes étendues et les
bras le long du corps.
Laissez votre corps se détendre complètement.

LE YOGA CONTRE LE CANCER

Le yoga peut être une pratique de soutien pour les personnes qui suivent un traitement contre le cancer ou qui se rétablissent. Il est important de noter que le yoga doit être abordé avec prudence et sous la direction de professionnels de la santé, notamment pour les personnes atteintes d'un cancer. Le yoga peut aider à gérer le stress, à améliorer la flexibilité et à procurer une sensation de bien-être. Vous trouverez ci-dessous une séquence de yoga douce qui peut être bénéfique.

Pose assise facile (Sukhasana)
Asseyez-vous confortablement, les jambes croisées.
Placez vos mains sur vos genoux, paumes vers le haut ou vers le bas.
Concentrez-vous sur une respiration profonde et consciente.

Étirement du chat et de la vache
Déplacez-vous entre cambrer et arrondir le dos.
Inspirez pour vous cambrer (Vache Pose) et expirez pour vous arrondir (Cat Pose).

Pose de l'enfant (Balasana)
Agenouillez-vous et asseyez-vous sur vos talons, les bras tendus vers l'avant.
Détendez-vous et respirez profondément.

Torsion douce (assis ou couché)
Asseyez-vous ou allongez-vous sur le dos et roulez doucement votre torse sur le côté.
Maintenez cette position pendant 30 secondes à 1 minute de chaque côté.

Pose des jambes contre le mur (Viparita Karani)
Asseyez-vous près d'un mur, levez vos jambes et posez vos talons contre le mur.
Détendez-vous dans cette inversion pendant 5 à 10 minutes.

Pose de pont prise en charge
Allongez-vous sur le dos, pliez les genoux et soulevez vos hanches.
Placez un bloc sous le sacrum pour vous soutenir.

Pose du cadavre (Savasana)
Allongez-vous sur le dos, les jambes étendues et les bras le long du corps.
Laissez votre corps se détendre complètement.

Conscience de la respiration (Pranayama)
Pratiquez la respiration diaphragmatique profonde.
Inspirez lentement par le nez et expirez par les lèvres pincées.

Pratique de méditation ou de pleine conscience

Asseyez-vous confortablement et concentrez-vous
sur votre respiration ou utilisez la méditation
guidée.
Cultivez un sentiment de calme et de conscience du
présent.

Le yoga peut jouer un rôle de soutien dans le
bien-être général des personnes atteintes de cancer,
mais il devrait être un complément et non un
substitut aux soins médicaux conventionnels.
Donnez toujours la priorité à votre santé et
communiquez avec votre équipe soignante au sujet
de votre pratique du yoga.

YOGA POUR LA MÉDITATION

Le yoga et la méditation se complètent à merveille, et les postures de yoga préparent le corps et l'esprit à une expérience méditative plus profonde.

La séquence de yoga suivante vous aidera à passer du mouvement à l'immobilité et à jeter les bases de votre pratique de méditation.

N'oubliez pas que la clé d'une méditation réussie est la cohérence et une approche douce et patiente.

Pose assise facile (Sukhasana)

Asseyez-vous confortablement, les jambes croisées. Placez vos mains sur vos genoux, paumes vers le haut ou vers le bas.

Fermez les yeux et concentrez-vous sur votre respiration.

Étirements du cou et des épaules

Laissez tomber votre oreille droite vers votre épaule droite.

Tournez doucement la tête vers l'avant et vers la gauche, en amenant votre oreille gauche vers votre épaule gauche.

Répétez, puis roulez vos épaules d'avant en arrière.

Courbure avant assise (Paschimottanasana)

Asseyez-vous avec les jambes étendues et fléchissez les hanches.

Atteignez vos orteils ou vos tibias.
Gardez votre colonne vertébrale longue et respirez
profondément.

Torsion vertébrale (Ardha Matsyendrasana)
Asseyez-vous avec les jambes étendues.
Pliez votre genou droit et croisez-le sur le gauche en
plaçant votre main droite derrière vous.
Tournez doucement vers la droite.
Répétez de l'autre côté.

Pose de l'enfant (Balasana)
Agenouillez-vous et asseyez-vous sur vos talons, les
bras tendus vers l'avant.
Respirez profondément en posant votre front sur le
tapis.

Étirement du chat et de la vache
Déplacez-vous entre cambrer et arrondir le dos.
Inspirez pour vous cambrer (Vache Pose) et expirez
pour vous arrondir (Cat Pose).

**Chien orienté vers le bas (Adho Mukha
Svanasana)**
Commencez à quatre pattes, en soulevant vos
hanches vers le plafond.
Gardez vos genoux légèrement pliés et
concentrez-vous sur l'allongement de votre colonne
vertébrale.

Pose des jambes contre le mur (Viparita Karani)
Asseyez-vous près d'un mur, levez vos jambes et posez vos talons contre le mur.
Détendez-vous dans cette inversion pendant 5 à 10 minutes.

Pose du cadavre (Savasana)
Allongez-vous sur le dos, les jambes étendues et les bras le long du corps.
Laissez votre corps se détendre complètement.

Respiration narine alternative (Nadi Shodhana)
Asseyez-vous confortablement avec la colonne vertébrale droite.
Utilisez votre pouce droit pour fermer une narine et inspirez profondément par l'autre.
Fermez l'autre narine avec votre annulaire et relâchez votre pouce en expirant par la première narine.
Répétez cette opération pendant 5 à 10 tours, en alternant les narines.

Méditation
Asseyez-vous confortablement en tailleur ou sur une chaise.
Fermez les yeux et portez votre attention sur votre respiration ou utilisez une méditation guidée.

Concentrez-vous sur le moment présent, permettant
aux pensées d'aller et venir sans attachement.

YOGA POUR LA SCIATIQUE

La sciatique peut provoquer des douleurs et des
inconforts dus à la compression ou à l'irritation du
nerf sciatique. Même si le yoga peut être bénéfique
pour certaines personnes souffrant de sciatique, il
est essentiel de le faire avec prudence et d'éviter les
postures qui peuvent aggraver la maladie.
Vous trouverez ci-dessous une routine de yoga
modifiée qui se concentre sur des étirements et des
mouvements doux pour potentiellement soulager la
douleur sciatique.

Pose de l'enfant (Balasana)
Agenouillez-vous sur le tapis, asseyez-vous sur vos
talons et étendez vos bras vers l'avant.
Gardez vos hanches au-dessus de vos talons pour
étirer doucement le bas du dos.

Étirement du chat et de la vache
Commencez à quatre pattes.
Inspirez, cambrez votre dos (pose de la vache) et
expirez, arrondissez votre dos (pose du chat).
Déplacez-vous doucement et lentement pour éviter
les tensions.

**Chien orienté vers le bas (Adho Mukha
Svanasana)**

En commençant à quatre pattes, soulevez vos
hanches vers le plafond. Gardez vos genoux
légèrement pliés et concentrez-vous sur
l'allongement de votre colonne vertébrale.

Variation de la pose du pigeon

Depuis la position du chien face vers le bas,
avancez un genou entre vos mains.
Placez un bloc ou un coussin sous la hanche de la
jambe pliée pour vous soutenir.
Si vous vous sentez à l'aise, penchez-vous en avant
pour étirer vos hanches.

Étirement en décubitus dorsal dans la figure 4

Allongez-vous sur le dos, pliez les genoux et
croisez votre cheville droite sur votre genou gauche.
Étendez vos mains et joignez-les derrière votre
cuisse gauche.
Tirez doucement votre cuisse gauche vers votre
poitrine.

Courbure avant assise (Paschimottanasana)

Asseyez-vous avec les jambes étendues, pliez les
hanches et redressez les orteils.
Gardez votre colonne vertébrale longue et évitez
d'arrondir le dos.

Pose du visage de vache modifiée

Asseyez-vous avec les jambes étendues ou croisées.
Croisez un genou sur l'autre en les empilant.
Penchez-vous doucement en avant pour étirer vos
hanches et le bas de votre dos.

Position couchée avec les genoux contre la poitrine

Allongez-vous sur le dos, ramenez un genou contre votre poitrine et soutenez-le avec vos mains.
Maintenez cette position pendant 30 secondes à 1 minute sur chaque jambe.

Pose des jambes contre le mur (Viparita Karani)

Asseyez-vous près d'un mur, levez vos jambes et posez vos talons contre le mur.
Détendez-vous dans cette inversion pendant 5 à 10 minutes.

Pose du cadavre (Savasana)

Allongez-vous sur le dos, les jambes étendues et les bras le long du corps.
Laissez votre corps se détendre complètement.

YOGA POUR LES MALADIES CARDIAQUES

Le yoga peut avoir un effet bénéfique sur le mode de vie des personnes souffrant de maladies cardiaques, mais il est important de le pratiquer avec précaution et sous la direction d'un professionnel de la santé.

Certaines poses de yoga peuvent aider à gérer le stress, augmenter la flexibilité et favoriser la santé globale.

Vous trouverez ci-dessous une routine de yoga modifiée qui se concentre sur des poses douces et des techniques de respiration adaptées aux personnes souffrant de maladies cardiaques.

Pose assise facile (Sukhasana)
Asseyez-vous confortablement, les jambes croisées. Placez vos mains sur vos genoux, paumes vers le haut ou vers le bas.
Fermez les yeux et concentrez-vous sur votre respiration.

Dirga Pranayama (respiration en trois parties)
Asseyez-vous confortablement avec la colonne vertébrale droite.
Inspirez profondément dans votre abdomen, vos côtes et votre poitrine.
Expirez complètement, en inversant le processus.

Répétez cette opération pendant 5 à 10 respirations.

Étirement doux du cou
Laissez tomber votre oreille droite vers votre épaule droite.
Tournez doucement la tête vers l'avant et vers la gauche, en amenant votre oreille gauche vers votre épaule gauche.
Répétez, puis roulez vos épaules d'avant en arrière.

Assis penché en avant (Paschimottanasana)
Asseyez-vous avec les jambes étendues et fléchissez les hanches.
Atteignez vos orteils ou vos tibias.
Gardez votre colonne vertébrale longue et respirez profondément.

Pose de pont prise en charge
Allongez-vous sur le dos, pliez les genoux et soulevez vos hanches.
Placez un bloc ou un coussin sous le sacrum pour le soutenir.

Posture de la montagne (Tadasana)
Tenez-vous debout, les pieds joints et les bras le long du corps.
Contractez vos cuisses, soulevez votre poitrine et étendez vos bras au-dessus de votre tête.

Guerrier I (Virabhadrasana I)

Reculez avec un pied, pliez votre genou avant et étendez vos bras au-dessus de votre tête.

Gardez votre pied arrière à un angle de 45 degrés.

Posture de l'arbre (Vrksasana)

Tenez-vous sur une jambe et placez la plante de l'autre pied sur l'intérieur de votre cuisse ou de votre mollet.

Rapprochez vos paumes au niveau du cœur ou étendez vos bras au-dessus de votre tête.

Pose du cadavre (Savasana)

Allongez-vous sur le dos, les jambes étendues et les bras le long du corps.

Laissez votre corps se détendre complètement.

Méditation guidée ou pratique de pleine conscience

Asseyez-vous confortablement et concentrez-vous sur votre respiration ou utilisez une méditation guidée.

Cultivez un sentiment de calme et de conscience du présent.

Le yoga peut jouer un rôle de soutien dans la gestion du stress et dans la promotion du bien-être général des personnes atteintes de maladies cardiaques. Cependant, cela doit faire partie d'un

plan de soins de santé global et des modifications
peuvent être nécessaires en fonction de l'état de
santé de chacun. Donnez toujours la priorité à la
sécurité et communiquez avec votre équipe
soignante au sujet de votre pratique du yoga.

LE YOGA POUR AMÉLIORER LE SOMMEIL

Pose de l'enfant (Balasana)
Agenouillez-vous sur le tapis, asseyez-vous sur vos talons et étendez vos bras vers l'avant. Placez votre front sur le tapis et respirez profondément en vous concentrant sur la relaxation.
Durée : 1 à 2 minutes

Courbure avant assise (Paschimottanasana)
Asseyez-vous avec les jambes étendues, pliez les hanches et tendez la main vers vos orteils. Gardez votre colonne vertébrale allongée et respirez profondément pour relâcher les tensions dans votre dos.
Durée : 1 à 2 minutes

Pose des jambes contre le mur (Viparita Karani)
Asseyez-vous près d'un mur, relevez vos jambes et posez vos talons contre le mur. Cette inversion douce peut aider à la relaxation et améliorer la circulation.
Durée : 5 à 10 minutes

Pose d'angle en position couchée (Supta Baddha Konasana)
Allongez-vous sur le dos, pliez les genoux et rapprochez la plante de vos pieds. Laissez vos

genoux ouverts et placez vos mains sur votre
abdomen ou sur vos côtés.
Durée : 3 à 5 minutes

**Pose de la main du gros orteil (Supta
Padangusthasana)**
Allongez-vous sur le dos, ramenez un genou vers
votre poitrine et étendez votre jambe vers le
plafond. Utilisez une sangle autour du pied si la
flexibilité est limitée.
Durée : 1 à 2 minutes sur chaque jambe.

Pose du cadavre (Savasana)
Allongez-vous sur le dos, les jambes étendues et les
bras le long du corps. Laissez votre corps se
détendre complètement.
Durée : 5 à 10 minutes

Respiration narine alternative (Nadi Shodhana)
Asseyez-vous confortablement avec la colonne
vertébrale droite. Utilisez votre pouce droit pour
fermer une narine et inspirez profondément par
l'autre. Fermez l'autre narine avec votre annulaire
et relâchez votre pouce en expirant par la première
narine. Répétez l'exercice pendant 5 à 10 tours, en
alternant les narines.

ROUTINES YOGA À FAIRE AVEC VOTRE PARTENAIRE

Pratiquer le yoga avec ses proches peut être une merveilleuse façon de se connecter et de partager une énergie positive.

Méditation assise en couple
Asseyez-vous les jambes croisées l'un devant l'autre, tenez-vous la main et fermez les yeux. Connectez-vous par la respiration et définissez une intention positive pour la pratique commune.
Durée : 5 minutes

Torsion assise du partenaire
Asseyez-vous face à face, les jambes croisées. Tenez-vous la main et tournez-vous doucement dans des directions opposées, en vous soutenant mutuellement.
Durée : 2-3 minutes par face

Étirement du couple chat-vache
Agenouillez-vous l'un devant l'autre, à quatre pattes. Synchronisez vos mouvements, en inspirant pour la pose de la vache (en cambrant le dos) et en expirant pour la pose du chat (en arrondissant le dos).
Durée : 3 à 5 minutes

Chien double vers le bas

Tenez-vous face à face, à quelques mètres l'un de
l'autre. Les deux sont fléchis à partir des hanches et
étirés vers l'avant, formant un V inversé.
Tenez-vous la main ou placez-les l'un sur le dos
pour vous soutenir.
Durée : 3 à 5 minutes

Courbure avant du partenaire
Asseyez-vous face à face, les jambes étendues.
Tenez-vous la main et penchez-vous en avant, en
rapprochant vos fronts.
Durée : 3-4 minutes

Pose de chaise dos à dos
Tenez-vous dos à dos, les pieds écartés à la largeur
des hanches. Abaissez-vous en position assise
comme si vous étiez assis sur une chaise imaginaire.
Soutenez-vous mutuellement.
Durée : 2-3 minutes

Pose du bateau partenaire
Asseyez-vous face à face, tenez-vous la main et
levez les jambes en position bateau. Trouvez
l'équilibre et activez vos muscles centraux.
Durée : 2-3 minutes

Pose de l'arbre partenaire
Tenez-vous côte à côte, placez la plante d'un pied à
l'intérieur de votre cuisse ou de votre mollet (en

évitant le genou) et tenez-vous les mains pour vous
soutenir.
Durée : 2-3 minutes par face

Pose de l'enfant en binôme
Agenouillez-vous face à face, asseyez-vous sur vos
talons et étendez vos bras vers l'avant.
Connectez-vous par votre respiration et profitez de
l'étirement doux.
Durée : 3 à 5 minutes

Posture de relaxation en couple
Allongez-vous côte à côte en Savasana (pose du
cadavre). Fermez les yeux, détendez-vous et
profitez des moments de calme partagés.
Durée : 5 à 10 minutes

Le yoga en couple est une belle façon d'approfondir
votre lien avec vos proches. N'hésitez pas à
modifier la durée en fonction de votre niveau de
confort et du temps disponible. Profitez de la
pratique et partagez une énergie positive !

ACCUEILLIR LE VIEILLISSEMENT AVEC GRÂCE

Accepter de vieillir avec élégance implique de cultiver une approche holistique du bien-être, incluant les aspects physiques, mentaux et émotionnels. La sagesse du yoga peut être un guide précieux pour intégrer des pratiques dans la vie quotidienne qui favorisent un vieillissement en douceur. Vous trouverez ci-dessous quelques aspects clés de la sagesse du yoga dans la vie quotidienne :

Respiration consciente (Pranayama)
Effectuez des exercices de respiration conscients pour calmer le système nerveux et améliorer la fonction respiratoire.
Durée : 5 à 10 minutes par jour.

Mouvement doux (Asanas)
Incorporez des poses de yoga douces pour maintenir la flexibilité, la force et l'équilibre.
Durée : 15-30 minutes, 2 à 3 fois par semaine.

Méditation pour la clarté mentale
Cultivez la pleine conscience et la clarté mentale grâce à la méditation.
Durée : 10 à 20 minutes par jour.

Affirmations positives

Utilisez des affirmations positives pour encourager
un état d'esprit positif et l'auto-compassion.
Répétez les affirmations pendant les routines
quotidiennes.

Manger consciemment

Mangez consciemment, en savourant chaque
bouchée et en choisissant des aliments nutritifs.
Pratiquez pendant les repas, en faisant attention à la
saveur et à la texture.

gratitude quotidienne

Cultivez la gratitude en réfléchissant aux aspects
positifs de chaque journée.
Durée : 5 minutes par jour.

Lien social

Encouragez les liens sociaux avec les amis et la
famille pour le bien-être émotionnel.
Participer régulièrement à des activités sociales.

Rituels de soins personnels

Établissez des rituels de soins personnels, tels que
des routines de soins de la peau, pour favoriser un
sentiment de bien-être.
Durée : 10 à 15 minutes par jour.

Yoga Nidra pour la détente

Intègre le Yoga Nidra (relaxation guidée) pour soulager le stress et favoriser une relaxation profonde.
Durée : 15 à 30 minutes, selon les besoins.

Apprentissage continu
Adopter un état d'esprit d'apprentissage et de croissance continus
Passez du temps à acquérir de nouvelles compétences ou à explorer vos intérêts.

Connexion avec la nature
Passez du temps dans la nature et connectez-vous avec le monde naturel.
Promenades régulières ou activités de plein air.

Réflexion sur les Yamas et les Niyamas
Réfléchissez aux principes éthiques et moraux du yoga (Yamas et Niyamas) pour vous guider dans la vie quotidienne.
Réflexion personnelle régulière.

Hygiène du sommeil
Privilégiez une bonne hygiène du sommeil pour un repos et un rajeunissement optimaux.
Durée : Essayez d'obtenir entre 7 et 9 heures de sommeil de qualité.

POURSUIVRE LE CHEMIN DU YOGA CES DERNIÈRES ANNÉES

Continuer le yoga plus tard dans la vie est une merveilleuse façon de maintenir le bien-être général, la flexibilité et la clarté mentale. Le yoga peut être adapté pour répondre aux besoins et aux capacités des personnes âgées, offrant une pratique douce et efficace. Voici quelques aspects clés pour continuer le yoga au cours de vos dernières années :

Pratique douce des asanas
Effectuez des poses de yoga douces qui mettent l'accent sur la flexibilité, l'équilibre et la force.
Durée : 20-30 minutes, 3-4 fois par semaine.

yoga sur chaise
Découvrez le yoga sur chaise pour les personnes à mobilité réduite. Les postures peuvent être adaptées pour pouvoir être réalisées en position assise.
Durée : 15 à 20 minutes, selon les besoins.

Exercices d'équilibre et de stabilité
Incluez des postures et des exercices spécifiques pour améliorer l'équilibre et la stabilité.
Durée : 10-15 minutes, 2-3 fois par semaine.

Exercices de respiration (Pranayama)

Incorporez des exercices de pranayama doux pour
favoriser la relaxation et améliorer la capacité
pulmonaire.
Durée : 10-15 minutes, quotidiennement.

Méditation et pleine conscience
Adoptez la méditation et la pleine conscience pour
atteindre la clarté mentale et réduire le stress.
Durée : 10 à 20 minutes, quotidiennement.

Yoga Nidra pour la détente
Profitez des séances de Yoga Nidra pour une
relaxation profonde et un rajeunissement.
Durée : 15 à 30 minutes, selon les besoins.

Des postures adaptées pour plus de confort
Modifiez les postures en fonction du confort et des
capacités de chacun, en utilisant des accessoires si
nécessaire.
Durée : Adapter la pratique aux besoins individuels.

Groupes de yoga social
Rejoignez ou formez des groupes de yoga social
pour favoriser un sentiment de communauté et une
pratique partagée.
Durée : Séances de groupe régulières, 1 à 2 fois par
semaine.

Routines d'échauffement et de récupération

Donnez la priorité à des échauffements et à des
récupérations approfondis pour prévenir les
blessures et améliorer la flexibilité.
Durée : 10-15 minutes chacun.

Exercices de mobilité articulaire

Incluez des exercices de mobilité articulaire pour
maintenir la santé et la flexibilité des articulations.
Durée : 10 minutes, 2 à 3 fois par semaine.

Cours de yoga guidés

Suivez des cours de yoga guidés, en personne ou en
ligne, conçus pour les seniors.
Séances de cours régulières, selon préférence.

Réflexion personnelle et gratitude

Cultivez l'introspection et la gratitude pour le
chemin parcouru au fil des années d'ancienneté.
Des moments de réflexion réguliers.

Restez hydraté et bien nourri
Donnez la priorité à l'hydratation et à une
alimentation équilibrée et nutritive pour soutenir la
santé globale.
Hydratation constante et habitudes alimentaires
conscientes.

Contrôles périodiques avec des professionnels de santé

Maintenir des enregistrements réguliers avec les professionnels de la santé pour garantir que la pratique correspond aux besoins de santé individuels.
Évaluations de santé périodiques.

RÉGIME ET YOGA

L'intégration d'une alimentation équilibrée et consciente dans votre style de vie de yoga peut améliorer votre santé globale et soutenir votre pratique du yoga.

plan de régime de **2 semaines** qui vise à nourrir votre corps avec des aliments sains, à fournir de l'énergie et à favoriser la santé digestive.

Semaine 1

Jour 1

Petit déjeuner : yaourt grec aux fruits rouges et une pincée de graines de chia.

Déjeuner : Salade de quinoa avec mesclun, pois chiches et vinaigrette citron-tahini.

Dîner : Saumon au four avec patate douce et brocoli cuit à la vapeur.

Jour 2

Petit-déjeuner : Toasts de blé entier avec avocat et œufs pochés.

Déjeuner : Soupe de lentilles aux légumes mélangés.

Dîner : Tofu sauté avec du riz brun et une variété de légumes colorés.

Jour 3

Petit-déjeuner : Gruau de nuit au lait d'amande, garni de tranches de banane et de noix.

Déjeuner : Poitrine de poulet grillée avec quinoa et choux de Bruxelles rôtis.

Dîner : Curry de légumes avec riz basmati.

Jour 4

Petit-déjeuner : Smoothie aux épinards, banane, lait d'amande et une boule de protéine en poudre.

Déjeuner : Wrap aux grains entiers avec houmous, concombre, tomate et légumes variés.

Dîner : Cabillaud au four avec quinoa et asperges sautées.

Jour 5

Petit déjeuner : Omelette aux épinards, tomates et fromage feta.

Déjeuner : Bol de riz brun avec haricots noirs, maïs, avocat et salsa.

Dîner : Crevettes grillées accompagnées de riz sauvage et de brocoli cuit à la vapeur.

Semaine 2

Jour 6

Petit-déjeuner : Crêpes de blé entier avec des baies fraîches et une cuillerée de yaourt grec.

Déjeuner : Salade de quinoa aux légumes rôtis, fromage feta et vinaigrette balsamique.

Dîner : Poulet au four avec quartiers de patates
douces et haricots verts.

Jour 7

Petit-déjeuner : Acai bowl avec granola, flocons de
noix de coco et tranches de fraises.
Déjeuner : Lentilles et légumes sautés avec du riz
brun.
Dîner : Burgers de dinde grillés accompagnés de
quinoa et de choux de Bruxelles rôtis.

Jour 8

Petit déjeuner : Bagel de blé entier avec saumon
fumé, fromage à la crème et câpres.
Déjeuner : Salade d'épinards et de pois chiches avec
tomates cerises, concombre et vinaigrette
citron-tahini.
Dîner : Tilapia au four avec riz sauvage et épinards
sautés.

Jour 9

Petit-déjeuner : pudding aux graines de chia avec du
lait d'amande, garni de baies mélangées.
Déjeuner : Curry de légumes et tofu avec riz
basmati.
Dîner : Poivrons farcis au quinoa garnis de légumes
mélangés.

Jour 10

Petit déjeuner : Smoothie avocat et banane avec
épinards et lait d'amande.
Déjeuner : Wrap aux grains entiers avec dinde,
houmous, concombre et légumes variés.
Dîner : Morue au four avec quinoa et asperges
rôties.

N'oubliez pas de rester hydraté en buvant beaucoup
d'eau tout au long de la journée.
De plus, faites attention aux signaux de faim et de
satiété de votre corps et ajustez la taille des portions
pour répondre à vos besoins individuels.
Ce plan alimentaire est un guide général qui peut
être modifié en fonction de vos préférences
alimentaires, de vos restrictions et de vos besoins
nutritionnels.
Si vous avez besoin de conseils personnalisés, nous
vous recommandons de consulter votre médecin ou
diététicien.

CONSEILS ET TECHNIQUES D'ALIMENTATION

Manger consciencieusement et adopter de saines habitudes alimentaires sont des éléments essentiels d'un mode de vie équilibré. Voici quelques conseils et techniques nutritionnelles qui favoriseront votre bien-être :

Manger consciemment
Faites attention aux saveurs, aux textures et aux arômes de vos aliments. Mâchez lentement et savourez chaque bouchée.

Contrôle des portions
Utilisez des assiettes, des bols et des ustensiles plus petits pour vous aider à contrôler la taille des portions.

Hydratation
Buvez une quantité adéquate d'eau tout au long de la journée. Buvez de l'eau avant les repas pour aider à contrôler l'appétit.

Des repas équilibrés
Incluez une variété de groupes alimentaires à chaque repas, comme des protéines maigres, des grains entiers, des fruits, des légumes et des graisses saines.

Mangez régulièrement

Essayez de manger des repas et des collations régulièrement pour maintenir une glycémie stable.

Écoutez les signaux de faim

Faites attention aux signaux physiques de faim et de satiété. Mangez quand vous avez faim et arrêtez de manger lorsque vous êtes rassasié.

Planification des repas

Planifiez et préparez vos repas à l'avance pour faire des choix plus sains et éviter les options de dernière minute moins nutritives.

Limiter les aliments transformés

Minimisez la consommation d'aliments transformés et raffinés riches en sucres ajoutés, en sel et en graisses malsaines.

Variété de couleurs

Incluez une variété colorée de fruits et de légumes dans vos repas pour garantir une gamme diversifiée de nutriments.

Alimentation intuitive

Faites confiance aux signaux de votre corps et répondez à vos signaux naturels de faim, de satiété et de satisfaction.

Mangez sans distractions
Évitez de manger devant des écrans ou en effectuant
plusieurs tâches à la fois. Concentrez-vous sur
l'expérience sensorielle de l'alimentation.

Les besoins nutritionnels varient d'une personne à
l'autre, il est donc important de choisir un régime
alimentaire qui correspond à vos objectifs et
préférences personnels en matière de santé.
Si vous avez des préoccupations ou des
préoccupations nutritionnelles spécifiques, vous
devriez demander conseil individuel à un diététiste
ou à un professionnel de la santé.

Le yoga pour personnes âgées est une pratique polyvalente et accessible qui s'adapte aux besoins de chacun et offre de nombreux bienfaits physiques et mentaux.

Adapter le yoga à vos besoins personnels, éviter les erreurs courantes et assurer votre sécurité sont essentiels pour vivre une expérience enrichissante. De plus, maintenir un mode de vie actif en plus du yoga complète votre routine d'exercice et contribue à votre santé globale.

Consultez des professionnels

Demandez toujours conseil à des professionnels de la santé ou à des instructeurs de yoga senior certifiés lorsque vous faites face à des problèmes de santé ou à des limitations spécifiques.

Ressources en ligne

Explorez les plateformes en ligne proposant des vidéos et des tutoriels de yoga conçus pour les seniors. Les sites Internet et chaînes YouTube dédiés au yoga pour seniors proposent de nombreuses ressources gratuites pour pratiquer en toute sécurité à la maison.

Applications

Utilisez des applications de fitness et de yoga conçues pour les seniors et des exercices adaptés.

Ces applications peuvent vous guider à travers des routines avec différents niveaux de difficulté.

Livres et DVD

De nombreux livres et DVD se concentrent sur le yoga pour les seniors et fournissent des conseils complets sur les postures, l'alignement et les routines personnalisées.

Cours locaux

Recherchez des centres communautaires locaux, des centres pour personnes âgées ou des installations de remise en forme pour des cours de yoga spécialement conçus pour les personnes âgées. Les cours en personne, dirigés par des instructeurs expérimentés, offrent des conseils et un soutien personnalisés.

Communautés de remise en forme et de bien-être

Participez à des communautés de fitness et de bien-être en ligne ou à des groupes de médias sociaux dédiés au yoga pour les seniors. Ces communautés apportent des encouragements, des conseils et un sentiment d'appartenance.

Recommandations des prestataires de soins de santé

Consultez votre professionnel de la santé pour obtenir des conseils personnalisés sur la façon d'intégrer le yoga pour personnes âgées à votre routine de santé et de bien-être. Il peut vous

proposer des recommandations basées sur vos
besoins spécifiques en matière de santé.

RESSOURCES SUPPLÉMENTAIRES ET PLUS D'APPRENTISSAGE

Sites Web et plateformes en ligne : Yoga Journal (yogajournal.com) – Propose des articles, des vidéos et des ressources sur le yoga sur chaise et d'autres pratiques de yoga.
The Yoga Alliance (yoga alliance.org) – Fournit des informations sur les instructeurs de yoga certifiés, les programmes de formation et les ressources.

Accessible Yoga (accessible yoga.org) : une organisation dédiée à rendre le yoga accessible à tous, y compris des ressources sur le yoga sur chaise et la formation des enseignants.

Chaînes YouTube

Yoga avec Adriene – Propose une variété de pratiques de yoga, y compris des séances de yoga sur chaise adaptées à différents besoins.
DoYogaWithMe – Propose des vidéos de yoga gratuites, notamment des cours de yoga sur chaise et des routines guidées.

Groupes de médias sociaux – Recherchez des groupes de yoga sur chaise et de yoga adaptatif sur des plateformes comme Facebook et Instagram pour vous connecter avec des professionnels et des

instructeurs, partager des expériences et trouver des
conseils et des ressources précieux.

Instructeurs certifiés – Envisagez de travailler
avec des instructeurs de yoga sur chaise certifiés qui
proposent des cours, des ateliers et des formations
en ligne. Ils peuvent fournir des conseils
personnalisés et des techniques avancées.

Ressources de la bibliothèque – Visitez votre
bibliothèque locale pour trouver des livres, des
DVD et d'autres documents liés au yoga sur chaise
et aux pratiques de yoga adaptées.

Forums et forums de discussion en ligne –
Explorez les forums et les forums de discussion en
ligne où les gens partagent leurs expériences de
yoga sur chaise, posent des questions et fournissent
soutien et conseils.

Podcasts et webinaires – Trouvez des podcasts et
des webinaires axés sur le yoga et le yoga sur
chaise. Ils incluent souvent des discussions
d'experts, des entretiens et des perspectives sur la
pratique.

Établissements d'enseignement : Certaines
universités et établissements d'enseignement
proposent des cours et des ateliers de yoga, qui

peuvent inclure le yoga sur chaise dans leur
programme.

Programmes de formation de yoga accessibles :
Accessible Yoga et d'autres organisations proposent
des programmes de formation d'enseignants et des
certifications en yoga adaptatif, qui peuvent inclure
le yoga sur chaise comme composante.

Ressources communautaires locales – Recherchez
dans les centres pour personnes âgées, les centres
communautaires et les gymnases locaux des cours
et des ateliers de yoga sur chaise. Les instructeurs et
les participants peuvent être d'excellentes sources
d'informations et de soutien.

Magazines sur la santé et le bien-être : les
magazines sur la santé et le bien-être présentent
souvent des articles sur le yoga, y compris le yoga
sur chaise, avec des astuces, des routines et des
conseils d'experts.

Revues de recherche – Des bases de données
académiques comme PubMed présentent des
articles de recherche sur le yoga et ses bienfaits
pour la santé, y compris le yoga sur chaise.